DES

MÉTHODES D'EXTRACTION

DE LA CATARACTE

ET DE

L'EXTRACTION SEMI-ELLIPTIQUE

NOUVEAU PROCÉDÉ

PAR

L. DE LUCÉ (de Vire)

———⊶∘∘∘⊷———

PARIS

P. ASSELIN, SUCCESSEUR DE BÉCHET JEUNE ET LABÉ

LIBRAIRE DE LA FACULTÉ DE MÉDECINE DE PARIS

Place de l'École-de-Médecine

—

1868

DES

MÉTHODES D'EXTRACTION

DE LA CATARACTE

Paris.—Imprimerie PILLET fils aîné, rue des Grands-Augustin , 5.

DES
MÉTHODES D'EXTRACTION

DE LA CATARACTE

ET DE

L'EXTRACTION SEMI-ELLIPTIQUE

NOUVEAU PROCÉDÉ

PAR

L. DE LUCÉ (de Vire)

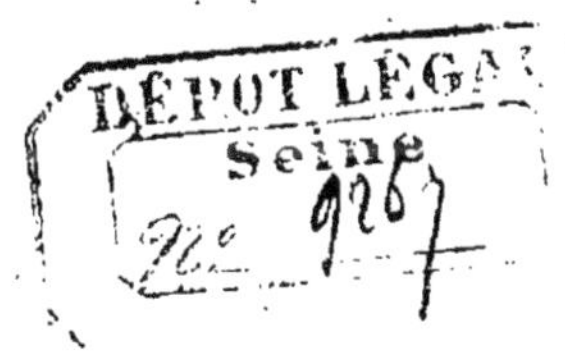

PARIS

P. ASSELIN, SUCCESSEUR DE BÉCHET JEUNE ET LABÉ
LIBRAIRE DE LA FACULTÉ DE MÉDECINE DE PARIS
Place de l'École-de-Médecine

—

1868

A Monsieur

MAURICE OLLIVIER.

Conseiller général, Chevalier de la Légion d'honneur

Reconnaissance et Souvenir affectueux,

L. DE LUCÉ.

MÉTHODES D'EXTRACTION

DE LA CATARACTE

ET DE

L'EXTRACTION SEMI-ELLIPTIQUE

§ I

De l'extraction en général.

L'illustre chirurgien de la Charité, Malgaigne, à propos de l'abaissement et de l'extraction de la cataracte, méthodes adoptées par la majorité des chirurgiens, dit, dans son *Manuel opératoire* : « Il est fort remarquable que ni l'une ni l'autre, « depuis qu'elles sont en présence, n'a jamais « obtenu l'assentiment général, et que, quand « l'une a paru près de l'emporter, une vive réac- « tion a reporté les chirurgiens vers l'autre. Au « xviiie siècle, l'Académie de chirurgie avait

« adopté l'extraction, quand, au commencement
« du xix°, Scarpa et Dupuytren, revenant à
« l'abaissement, le firent prévaloir dans la pra-
« tique générale. Après Dupuytren, les ophtal-
« mologistes allemands ont repris l'extraction et
« entraîné la plupart de nos chirurgiens ; on
« pourrait, aujourd'hui, sans trop de témérité,
« prévoir une nouvelle révolution en sens con-
« traire[1] ! »

L'illustre auteur du savant *Traité des luxations
et des fractures* était peu expert en matière de
prophéties, et la réalisation de son pronostic
devient, chaque jour, plus problématique.

Il va toujours croissant le nombre de ces cher-
cheurs infatigables qui, animés d'une noble phi-
lanthropie et soucieux aussi d'établir leur réputation, torturent et leur cerveau et, pour les
perfectionner, les découvertes de ceux qui les
ont précédés dans ces labeurs si arides, mais si
profitables à l'élargissement progressif des do-
maines scientifiques.

La chirurgie oculaire, comme bien d'autres
branches spéciales de pathologie externe, a subi
les atteintes multipliées, sinon toujours heu-

(1) *Manuel opératoire.* Paris, 1861.

reuses, de cet esprit investigateur qui restera une des gloires du xıxᵉ siècle.

L'extraction de la cataracte, particulièrement, a été l'objet des patientes recherches d'un grand nombre d'ophthalmologistes remarquables. On a compris, depuis longtemps, qu'en elle reposait l'avenir tout entier de la thérapeutique de la cataracte.

Toujours est-il que l'extraction tend à prévaloir définitivement comme méthode générale. C'est, sans contredit, la seule rationnelle. Les difficultés dont elle est toute hérissée, et les vices de ses divers procédés d'exécution sont, il n'en faut pas douter, les seuls obstacles à son adoption exclusive.

Élaguez tous les défauts qui nuisent à une prompte vulgarisation de l'extraction, et la discision de la capsule de Conradi, opération peu brillante, mais commode pour détruire la cataracte molle de l'enfance indocile, restera le dernier vestige de vieilles et infidèles méthodes.

§ II

Méthodes actuelles.

Certitude des résultats, facilité et sécurité d'exécution, faculté d'être applicable à tous les cas, telles sont les conditions fondamentales de toute bonne méthode opérative.

Je conviens que la réunion de pareils avantages est rare, peu facile, souvent irréalisable : l'homme perfectionne, mais la perfection lui échappe. Toutefois, de ce que vous n'êtes ni Velpeau, ni Nélaton, s'ensuit-il, nécessairement, que vous ne puissiez être un habile chirurgien ? Évidemment non. Eh bien, les méthodes accréditées à notre époque, pour opérer la cataracte, répondent-elles, en partie au moins, à de si justes exigences, et donnent-elles, dans la pratique, les résultats qu'on est en droit d'en attendre ? Examinons.

L'abaissement, méthode qui remonte aux temps les plus reculés de la chirurgie oculaire, est facile, en apparence. Le chirurgien peut faire des fautes à son insu ; sans conséquences immédiates, il ne les devine que plus tard. Mais l'incertitude de ses résultats et la gravité des accidents qu'il détermine trop souvent devraient bien modérer l'enthousiasme de ses partisans : réascension du cristallin, iritis, irido-choroïdite et ses suites, névralgies cruelles et interminables, cataractes secondaires, amaurose, atrophie et fonte purulente de l'œil, voilà ses terribles et fréquentes conséquences. Applicable exclusivement aux cataraces dures, il exige un diagnostic sûr.

Mackenzie était peu favorable à cette méthode : « Le principe sur lequel est fondée la méthode « par déplacement, nous dit-il, est essentielle- « ment mauvais. On pourrait aussi bien proposer « de loger dans l'œil un corps entièrement étran- « ger, avec l'espoir qu'il ne surviendra ni irrita- « tion continue, ni désorganisation des tissus « délicats avec lesquels il doit rester en contact, « et que la fonction de l'œil ne sera point inter- « rompue, que d'admettre que l'on peut enfoncer « le cristallin dans l'humeur vitrée et l'y laisser

« séjourner, contre la rétine, avec conservation
« de l'œil et de la vision[1]. »

Un ophthalmologiste moderne, très-expéri-
menté, a donné de l'abaissement l'appréciation
suivante : « Dans l'extraction, non suivie d'acci-
« dents inflammatoires, le succès immédiat est
« la règle ; dans l'abaissement, c'est l'excep-
« tion[2]. »

Une condamnation si formelle, lorsqu'elle est
prononcée par des hommes d'une compétence et
d'un mérite aussi incontestables, ne devrait-elle
pas donner à réfléchir aux plus hardis ! Pourtant,
qui s'en effraye ? L'abaissement est toujours
jeune et vivace, malgré le poids des ans : si, en
théorie, le difficile sourit, dans la pratique, c'est
l'inverse qui prévaut.

Le broiement, déjà connu du temps de Celse,
n'est, au dire de Malgaigne, qu'un « expédient, »
le produit bâtard d'une faute.... de diagnostic ;
triste généalogie !

Écoutez, sur ce sujet, les auteurs du *Com-
pendium* : « La raison capitale qui empêche de
« donner la préférence à cette méthode est son

(1) *Traduction de Laugier et Richelot.* Paris, 1844.
(2) Desmarres. *Traité des maladies des yeux.* Paris, 1858.

« insuccès fréquent. Outre qu'elle expose aux
« mêmes accidents que l'abaissement, elle a l'in-
« convénient d'échouer le plus souvent : la ré-
« sorption qu'on espérait ne se fait pas ou ne se
« fait qu'incomplétement, et la cataracte sub-
« siste[1]. »

M. Desmarres n'est pas moins explicite : « Les
« accidents qui surviennent pendant et après
« l'opération (du broiement), dit-il, sont les
« mêmes que ceux dont il a été question plus
« haut à propos de l'abaissement. Mais il con-
« vient d'ajouter qu'ils sont plus fréquents et,
« généralement, plus graves. C'est, en général,
« une mauvaise opération[2]. »

Le broiement n'est applicable qu'aux cataractes très-molles ; et encore serait-il plus avan-
tageux de les détruire par la division de la capsule ou de les extraire par une incision linéaire
de la cornée, selon l'âge du sujet et l'habileté de
l'opérateur.

Si l'abaissement compte encore de nombreux
partisans, en revanche, le broiement tend à dis-
paraître : l'abandon en est justifié.

(1) *Bérard et Denonvilliers*. Paris, 1852.
(2) *Loc. cit.*

La discision de la capsule est due à Conradi, chirurgien de Nordzeim, en Hanovre. Elle était restée inconnue en France, lorsque parut la première traduction de Mackensie.

Conradi incisait l'hémisphère antérieur de la capsule, et la dissolution de la cataracte était souvent arrêtée par la réunion des bords de l'ouverture. Buchhorn, de Magdebourg, pour éviter cette cause d'insuccès, à la division de la capsule ajouta la division du cristallin : il pratiqua le broiement.

Machenzie fit mieux : cet illustre praticien dilacérait toute la portion centrale de l'hémisphère antérieur de la capsule, et jamais le broiement ne fut pour lui qu'une opération complémentaire, dont le rôle consistait uniquement à suppléer à l'insuffisance reconnue de la division.

De nos jours, M. Desmarres a repris l'opération de Conradi. Toutefois, dans le but d'éviter le gonflement en masse de la lentille et sa projection dans la chambre antérieure, il divise la capsule dans une étendue de deux millimètres au plus. Si la première incision ne suffit pas, il répète l'opération une ou plusieurs fois.

Avec à peu près la même innocuité, la manière que préconisait Mackenzie donne un résultat plus sûr et surtout beaucoup plus rapide.

Quoi qu'il en soit, la discision de la capsule mérite de rester, et elle restera, dans la pratique comme un moyen lent, il est vrai, mais heureux, d'application facile, peu compromettant, et l'un des plus simples qui aient été proposés pour amener la résorption de la la cataracte molle du tout jeune âge.

L'écoulement de J.-F. Pellier, et l'aspiration, vieux procédé connu du temps d'Albucasis, rajeuni en 1847 par M. Laugier, sont tout à fait inusités, d'une application tout exceptionnelle, et méritent, d'ailleurs, l'oubli où ils sont tombés.

Nous voici au point qui nous intéresse; j'arrive à l'extraction, cette méthode dont Mackenzie s'est, en ces termes, déclaré le partisan: « Si « j'étais atteint de cataracte et que l'on me de- « mandât par quel procédé je préférerais être « opéré, je répondrais : par celui de l'extraction « à travers la moitié supérieure de la cornée, « pratiqué par un opérateur exercé à cette opé- « ration[1]. » Et, à son exemple, M. Desmarres, dans les passages suivants de son *Traité des ma-*

(1) *Loc. cit.*

ladies des yeux : « Y a-t-il une meilleure mé-
« thode, c'est-à-dire une méthode avec laquelle
« on doive compter le plus de succès ? oui, certes,
« et cette méthode c'est l'extraction[1]. » Et plus
loin : « Si jamais les membres les plus chers de
« ma famille étaient atteints de cataracte, ce
« serait l'extraction que je choisirais. Je choisi-
« rais aussi, bien entendu, l'opérateur[2]. »

A deux procédés principaux se résument
toutes les incisions imaginées par les chirurgiens pour pratiquer l'extraction. Ce sont : l'extraction linéaire et l'extraction semi-lunaire,
dont tous les autres procédés, moins l'extraction
scléroticale, ne sont que des modifications.

Chacun de ces procédés sera le sujet d'un pa-
ragraphe particulier.

(1) *Loc. cit.*
(2) *Loc. cit.*

§ III

Extraction linéaire.

L'extraction linéaire est due à Palucci. Depuis,
Jœger, de Vienne, et surtout M. de Grœffe, de
Berlin, ont fait, du perfectionnement de cette
méthode le but constant de leurs recherches.
Elle serait le moyen le plus parfait d'extraire la
cataracte, si trop souvent l'innocuité de son
traumatisme et la facilité relative de son manuel
opératoire n'étaient balancées, et au delà, par
l'issue excessivement laborieuse, ou même impossible, du cristallin.

Wardrop, Gibson, Travers, MM. Waldau et
Critchett, malgré l'originalité et la hardiesse, on
peut le dire, de leurs tentatives, n'ont pu réussir
à faire admettre, dans la pratique, l'extraction
linéaire, que d'une manière très-exceptionnelle.
Trois semaines avant l'extraction, Gibson prati-

2

quait la division de la capsule, et, malgré cette prévoyante mesure, il fut souvent contraint à multiplier, au grand préjudice de l'œil, l'emploi de la curette.

Cette nécessité, si préjudiciable au succès de l'opération, est devenue vertu pour M. Waldau ; il en a fait un procédé : le curage de l'œil ! .

M. de Graeffe, de Berlin, a étudié spécialement l'extraction linéaire. Ses patientes recherches n'ont pas été fécondes en conséquences pratiques ; et, malgré l'excision de l'iris[1], dont il l'a dotée, l'extraction linéaire est encore peu usitée, même en Allemagne.

Ces illustres insuccès n'ont pu rebuter M. le docteur Tavignot, et ce praticien, d'ailleurs distingué, a entrepris à nouveau une étude pleine de déceptions.

M. Tavignot vient de faire reparaître, sous un nom d'emprunt, l'extraction linéaire : l'extraction directe[2], ainsi se nomme le nouveau procédé que ce chirurgien nous présente comme destiné à remplacer toutes les autres méthodes, et « si simple et si rationnel, » dit-il lui-même, qu'on

______

(1) De Græffe. *De l'extraction linéaire modifiée.* Trad. par Ed. Meyer, 1866.

(2) *De la cataracte, son extraction directe.* Paris, 1867.

se demande « comment il n'a pas été imaginé plus tôt[1]. » Voici ce procédé :

Avec un couteau lancéolaire, courbé sur son plat et armé, sur la partie médiane de sa face concave, d'une arête tranchante, M. Tavignot attaque la cornée, vers son bord temporal, à quatre millimètres de sa circonférence ; pousse son ingénieux kératotome dans la chambre antérieure ; la traverse, obliquement, de dehors en dedans ; pénètre dans la chambre postérieure ; dépasse les procès ciliaires.... lisez plutôt : « Le « fer de lance est dirigé de telle sorte que sa « pointe, en traversant le champ pupillaire, ar- « rive obliquement, en dedans et en arrière, « vers le bord interne du cristallin, qu'elle con- « tourne pour pénétrer quelque peu dans la « zonule hyaloïdienne[2]. » *Paululum !* M. Tavi- gnot rougit de son audace ; mais continuons : « La ponction ayant été exécutée telle que nous « venons de la décrire, la zonule hyaloïdienne, « quelque peu intéressée par la pointe du kéra- « totome, est apte (en êtes-vous bien sûr, ô « M. Tavignot !) à laisser s'écouler une petite

(1) *Loc. cit.*, page 1.

(2) *Loc. cit.*, page 20.

« quantité d'humeur vitrée sous l'influence d'une
« pression intempestive. (Défiez-vous des pres-
« sions.... intempestives[1] !) »

J'achève l'explication de ce procédé : l'auteur
de l'extraction directe enfonce dans la cornée
son kératotome, dont la face concave est tournée
vers cette membrane. Puis, il pratique, au lieu
déjà indiqué, une incision linéaire de huit, neuf,
dix millimètres de hauteur. Du même coup, par
l'action simultanée de l'arête tranchante, le segment externe de la cornée se trouve divisé, par
une seconde incision horizontale de deux, trois
millimètres, en deux lambeaux triangulaires
égaux. Enfin, en retirant le couteau, ce chirurgien divise la capsule et, « par une pression....
« méthodique[2], » de la curette, il favorise et
termine l'extraction.

Pour dérider le lecteur le plus morose, je cite
encore, au hasard, quelques passages de la brochure de M. Tavignot, dont il faudrait, d'ailleurs,
tout citer : « La lame de notre kératotome pé-
« nètre dans la cornée avec une facilité extrême
« (un bon point à M. Mathieu!); l'impulsion,

(1) *Loc. cit*, page 23.

(2) *Loc. cit.*, page 24.

« tout d'abord, ne doit donc pas être très-forte ;
« ce n'est qu'à l'instant où l'arête tranchante
« entre en action que le degré de résistance aug-
« mente[1]. » Mais alors, l'incision verticale, en
voie d'exécution, s'entr'ouvre ; l'humeur aqueuse
s'écoule ; et l'iris, pour la rejoindre, se précipite
sur les trois tranchants du kératotome de M. Tavignot, qui le tiennent en respect ! Vous croyez
peut-être que j'invente ; écoutez : « Il ne faut pas
« se préoccuper (mais si !) de quelques goutte-
« lettes de sang qui apparaissent, parfois, dans
« le champ pupillaire après le dégagement du
« couteau. Elles sont fournies par le bord pupil-
« laire de l'iris, qui, en revenant brusquement
« sur lui-même, au troisième temps de l'opéra-
« tion, a rencontré le (les ! M. Tavignot) bord
« tranchant de notre couteau et s'est laissé légè-
« rement scarifier par lui (l'imprudent !)[2]. »
Que l'auteur d'un tel procédé soit.... « simple, »
s'il y tient, je le lui accorde ; mais le procédé ? à
d'autres !

Ne croyez pas, au moins, que M. Tavignot
s'inquiète pour si peu ; cela ne l'empêche pas

(1) *Loc. cit.*, page 21.

(2) *Loc. cit.*, page 21.

d'écrire, quelques lignes plus loin : « On sait que
« la section accidentelle de l'iris est toujours pos-
« sible dans l'extraction semi-lunaire ; on n'i-
« gnore pas non plus que son excision préalable
« est de rigueur dans le procédé linéaire actuel ;
« ici, au contraire, la conservation intégrale de
« cette membrane devient le caractère prédomi-
« nant de notre méthode opératoire[1]. » Et quelques pages plus haut : « Il faut une manière de
« faire qui ne lèse la cornée que dans la mesure
« exacte du traumatisme qu'elle peut tolérer tout
« en ménageant et l'iris et le corps vitré[2]. » On
sait ce que ménager veut dire !

Si dans son mode d'exécution, le procédé de
M. Tavignot est essentiellement vicieux, ses
résultats sont loin d'être beaucoup plus avanta-
geux ; quelques mots et l'évidence sera mani-
feste.

Ici, il ne peut être question que de la cataracte
dure, ou demi-molle ; car M. Tavignot n'a pas la
prétention, je pense, de nous imposer son procédé, de préférence à l'extraction linéaire, pour
opérer les cataractes très-molles.

(1) *Loc. cit.*, page 25.
(2) *Loc. cit.*, page 12.

Sur une cornée de dimension moyenne
(*fig.* 1), le procédé en question donne une incision verticale (*ab*) qui, même en supposant une
dilatation excessive et permanente de l'iris, ne
peut atteindre, sans risques sérieux, plus de huit
millimètres. L'incision horizontale (*R c*) ne peut
acquérir trois millimètres, et donner à chaque
lambeau une hauteur (*R h*) de deux millimètres

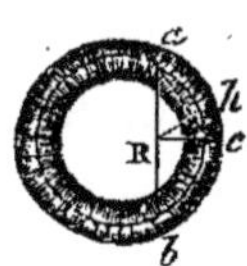

Figure 1.

et demi qu'au prix de périls
plus grands encore. Un
cristallin qui peut avoir
neuf à dix millimètres de
diamètre, sur une épais-
seur de 4 à 5, sortira-t-il
par une ouverture de 8 sur
2,5? On emploiera la curette ! D'accord ; mais
Gibson ne faisait, et M. Waldau ne fait pas autre
chose : les a-t-on imités? Et l'inconvénient fort
grave d'une opacité centrale de la cornée, M. Tavignot s'en préoccupe-t-il ? Du tout.

Et c'est là, pourtant, ce que l'auteur de l'extraction directe appelle « un procédé mieux tra-
« vaillé et plus perfectionné » que « les procédés
« plus ou moins ébauchés de Méry, Daviel, Tra-
« vers, von Graeffe, Critchett, etc...[1], » le fruit

____

(1) *Loc. cit.*, page 27.

de dix années d'études, que dis-je, de vingt années de pratique : M. Tavignot aurait donc imité la montagne !

En résumé, toutes les modifications que, dans un but de perfectionnement, on a fait subir à l'extraction linéaire, ne valent pas le procédé primitif, suffisant pour l'emploi judicieux de cette méthode.

Si l'on borne son emploi à l'extraction des cataractes très-molles des jeunes gens, l'extraction linéaire est une méthode parfaite. Appliqué indistinctement à toutes les espèces de cataractes, c'est un procédé déplorable.

Jamais l'extraction linéaire ne peut être généralisée.

§ IV

Extraction scléroticale.

En 1783, Butter proposa l'extraction scléroticale. Bell en fit l'essai sur des animaux. Earle,
Ritterich, Giorgi d'Imola, Pirondi, Janin, et
surtout Quadri, de Naples, lui ont accordé quelque faveur, et quelques-uns de ces chirurgiens
l'ont appliquée plusieurs fois à l'homme.

Lobenstein-Lobel et Mackenzie, dans des circonstances où un traumatisme accidentel avait
fait presque tous les frais de l'opération, l'ont
exécutée, chacun une fois, avec succès.

Cette méthode, à elle seule plus périlleuse que
toutes les autres, était, depuis longtemps, tout à
fait abandonnée, et, on le croyait du moins, sans
aucune chance de retour.

M. de Graeffe n'en a pas pensé ainsi ; tout
récemment, il a repris et modifié l'extraction

scléroticale[1]. Et, remarquez l'acharnement que cet illustre ophthalmologiste met toujours à sacrifier l'iris : comme à l'extraction linéaire, à l'extraction scléroticale M. de Graeffe a ajouté, par nécessité il faut le croire, l'excision du mince diaphragme pour lequel, vous le savez, M. Tavignot a une si singulière vénération ! Voilà certes une modification qui n'est guère susceptible de diminuer les chances d'hémorrhagie intra-oculaire qui résultent, presque forcément, de la section des artères ciliaires antérieures ; et, malgré le prestige de son talent, je doute fort que M. de Graeffe parvienne à remettre en honneur cette chanceuse et sanglante opération.

Je ne décrirai point ici cette opération, la notoriété de l'auteur en assure la publicité ; et, pour sa critique, quelques mots suffiront.

Le manuel opératoire, long et compliqué, comprend jusqu'à cinq temps. La contre-ponction se fait, presque, au hasard ; l'œil n'en peut vérifier la bonne exécution que par la direction du manche du couteau linéaire, ou après coup. Souvent l'iris est embroché ; mais qu'est-ce que cela, puisqu'on doit l'exciser ! Les manœuvres et

____

(1) *Annales d'oculistique.* 1866.

l'introduction réitérées de divers instruments, tels que pince (iridectomie), crochet (extraction du noyau), curette (nettoyage de la pupille) irritent les lèvres de l'incision scléroticale, dont la prompte réunion est indispensable au succès de l'opération et permettent, d'ailleurs, l'accès du sang dans la chambre antérieure. Voici qui n'est pas moins attrayant : il résulte d'un certain nombre d'opérations, pratiquées d'après cette méthode par M. le docteur Wecker, qu'il reste, à peu près constamment, dans la pupille, des débris de substance corticale, qui, à moins de résorption, exposent l'opéré à une cataracte secondaire. Enfin, l'extraction linéaire scléroticale, comme l'extraction semi-lunaire, et bien plus qu'elle, expose en outre aux ophthalmies internes, à la procidence, à la perte, partielle ou totale, du corps vitré, et à la fonte purulente de l'œil. M. de Graeffe ne peut nier que ces accidents ne se soient, tout d'abord, produits avec une certaine fréquence ; mais il s'en console : par une habileté plus grande, il les a rendus plus rares !

Puisque M. de Graeffe fait si bon marché de la conservation de l'iris, que ne s'en tient-il au procédé de Travers? Travers incisait le tiers de la circonférence de la cornée, excisait l'iris, et ce mode opératoire, que Mackensie appliquait aux cataractes capsulaires et siliqueuses, réussissait parfaitement ; Mackensie l'affirme.

M. Wecker et M. le docteur Courserant sont, jusqu'ici, les seuls qui aient imité la nouvelle manière de M. de Graeffe.

M. le docteur Ferreira a pris le nouveau procédé d'extraction scléroticale de M. de Graeffe pour sujet de sa thèse inaugurale[1]. Enthousiaste de ce mode opératoire, qu'il a vu pratiquer par M. Wecker, son maître, il fait, dans cette brochure, mal écrite du reste[2], des vœux pour la vulgarisation de cette méthode d'extraction. Il y a de fortes probabilités que ses espérances seront déçues.

(1) *De l'extraction linéaire scléroticale.* Paris, 1867.

(2) M. Ferreira n'est pas encore un savant, et c'est un Brésilien ; il faut être indulgent.

§ V.

Extraction semi-lunaire.

L'extraction semi-lunaire, préconisée par Daviel, à qui elle fut inspirée par Petit, en 1708, ne resta pas longtemps ce que l'avait faite ce chirurgien, et divers ophthalmologistes s'appliquèrent bientôt à en diminuer les défectuosités. La longueur, la direction, le lieu de l'incision kératique et le manuel opératoire, surtout, subirent quelques variations dont les plus heureuses sont dues à Palucci, Lafaye, Sharp, Wenzel, Richter, Barth et Beer. Ces habiles praticiens imaginèrent un grand nombre d'instruments, dont quelques-uns seulement sont encore usités aujourd'hui.

Richter, Busnau, Wenzel, Jaeger ont, les premiers, vulgarisé la kératotomie supérieure.

Demours et Roux préconisaient la kératotomie oblique.

Travers, Adams, Mackenzie firent de nombreuses tentatives pour diminuer la hauteur du lambeau et la longueur de l'incision. Ces chirurgiens ont osé extraire des cataractes au travers d'une section d'un tiers, et même d'un quart, de la circonférence de la cornée.

Travers et Adams voulurent généraliser cette méthode et l'appliquer aux cataractes durs. Avant de diviser la cornée, une aiguille, introduite par la sclérotique, leur servait à déchirer la capsule, puis à engager la lentille dans la chambre antérieure d'où, aussitôt la section pratiquée, ils la retiraient au moyen d'un crochet. Si l'iris, en encapuchonnant la lentille, entravait l'extraction, ils l'excisaient. Leur méthode fit peu de prosélytes.

Un ophthalmologiste moderne, M. le docteur Desmarres, dans le but d'éviter les accidents inséparables d'une section brusque du lambeau semi-lunaire et surtout de rendre moins périlleuse la division de la capsule, a imaginé le procédé suivant : lorsque, pour achever le lambeau, il ne reste plus à inciser qu'une bride de deux millimètres, M. Desmarres divise la capsule en retirant le kératotome et il termine ensuite, avec un petit couteau mousse, la section du lambeau.

Malgaigne donne, sur cette modification, une appréciation qui, bien qu'elle appartienne à un judicieux et impartial écrivain, manque, selon nous, de justesse : « Ces simplifications apparentes, dit l'éminent auteur, risquent de compliquer l'opération par la projection prématurée du cristallin[1]. » L'achèvement du lambeau avec le petit couteau mousse, alors que la capsule est ouverte, serait-il plus difficile ou plus périlleux que la déchirure de la capsule avec le kystotome, alors que le lambeau est achevé ? Je ne le pense pas ; et, en outre, l'instrument étant tout introduit d'avance, la division de la capsule se fait en toute sécurité. La modification de M. Desmarres est donc fort ingénieuse, et il est regrettable qu'elle ne se soit pas vulgarisée.

Wenzel divisait la capsule avant de pratiquer la contre-ponction. Cette pratique était bien trop scabreuse pour être adoptée.

En 1851, pour obvier aux inconvénients graves du soulèvement et du renversement du lam-

(1) *Loc. cit.*

beau, M. Desmarres imagina une nouvelle modification, moins heureuse que la première, encore que M. Desmarres et ses élèves affectent pour elle une plus grande complaisance. Lorsque la bride à diviser n'a plus que quatre millimètres d'étendue, ce chirurgien incline le tranchant du couteau de façon à tailler la cornée en biseau ; puis, il engage le kératotome sous la conjonctive, dont il détache un pont de quatre à cinq millimètres. L'extraction est singulièrement compliquée par cette manœuvre dont l'auteur avoue lui-même toute la difficulté.

L'extraction semi-lunaire est la seule méthode d'opérer la cataracte susceptible de généralisation. Elle donne des résultats immédiatement appréciables, débarrasse sûrement la pupille, et rend promptement la vue, lorsque le résultat définitif n'en est pas compromis par l'inflammation consécutive. Mais quelle habileté ne faut-il pas à l'opérateur ! Vidal de Cassis l'a dit : « On n'apprend pas facilement une chose difficile. »

L'extraction semi-lunaire est soumise à des règles inflexibles, dont l'application réclame une longue expérience. Un faux mouvement du chirurgien ou de son aide entraîne immédiatement un résultat plus ou moins fâcheux, dont la cause ne peut être dissimulée.

Voici en quels termes M. Desmarres, à qui cette opération est devenue si familière, apprécie sa difficulté : « Combien de chirurgiens des plus « distingués, dit-il, des chirurgiens des grands « hôpitaux mêmes, ont reculé devant l'extrac- « tion !... Certainement, si elle n'était pas aussi « compromettante pour le chirurgien, l'extrac- « tion serait préférée par le plus grand nom- « bre[1]. »

Sous le couteau de l'opérateur, l'œil peut se vider : on s'effrayerait à moins ! Est-il aisé de conserver toute la présence d'esprit nécessaire, sachant qu'on assistera, peut-être, à la perte irrémédiable de l'œil.... et de sa réputation !

(1) *Loc. cit.*

§ VI

Conclusion.

Elle est facile, la voici :

La discision de la capsule et l'extraction linéaire suffisent à quelques cas particuliers. Leur heureuse application exige une grande habitude, un diagnostic sûr.

L'extraction semi-lunaire, seule, constitue une méthode toujours applicable. L'habileté qu'elle réclame, les dangers auxquels elle expose en restreindront toujours l'emploi.

Si l'extraction est le traitement le plus certain de la cataracte, il nous manque un procédé d'extraction.

§ VII

Extraction semi-elliptique.

Au rude campagnard, qui féconde la terre, à l'artisan, pivot de l'industrie, au savant, qui recule les bornes de la science, rendre ce sens si précieux, que le plus pauvre de ce monde ne l'échangerait pas contre les richesses de l'univers entier, la vue, où trouver une plus douce satisfaction ! L'art qui permet un tel bienfait ne vaut-il pas la peine qu'on le vulgarise ! Et cependant, combien comptez-vous de praticiens qui osent courir les aventuves d'une extraction de cataracte ?

La difficulté du premier temps, voilà l'écueil contre lequel sont venues échouer, jusqu'ici, toutes les tentatives faites pour vulgariser l'extraction. Cette difficulté, Petit, Palucci, Richter, Siegerist, Conradi, Wiedmann, Blasius, Mackenzie, Cunier crurent la tourner par l'invention des couteaux-aiguilles, et devant elle, un illustre chirurgien, jaloux de sa réputation d'habile opérateur, Dupuytren, recula.

De l'exécution parfaite du premier temps de l'extraction dépend le succès de l'opération. Dans les trois quarts des opérations sanglantes, le bonheur n'est pas toujours du côté de l'habileté opératoire, et l'histoire de la chirurgie conserve les noms de plusieurs médiocres opérateurs, grands chirurgiens; dans l'extraction de la cataracte, une simple hésitation du couteau et tout est compromis !

Trouver une méthode d'extraction susceptible d'application générale, plus accessible, moins périlleuse que le procédé semi-lunaire, là réside le problème, dont la solution importe et aux malades et aux médecins.

Cette solution, nous l'avons cherchée. Ce phénix des procédés qu'ont poursuivi tant d'ophthalmologistes du siècle dernier et du commencement de celui-ci, que poursuivent encore plusieurs chirurgiens distingués de notre époque, serait-il une réalité ? S'il existe, l'avons-nous saisi ? je n'ose le croire ; mais qu'importe ; les découvertes sont successives ; une mauvaise conduit à une meilleure, et faites un pas, mille toucheront le but !

Le perfectionnement de l'extraction linéaire, avouons-le, nous tenta tout d'abord. Dans ce but, j'imaginais, chaque jour, une nouvelle incision, que le lendemain modifiait ; elle était linéaire, elle devint trapézoïde, puis circulaire, enfin semi-elliptique. J'ai inventé des couteaux plus étranges que celui de M. Tavignot : le premier était lancéolaire et armé de quatre tranchants, le dernier est presque linéaire. Bref, parti de l'opération de Palucci, j'arrivai, sans m'en douter, à la méthode de Daviel simplifiée.

Surpris dans l'exécution du procédé ordinaire par une complication inattendue, plus d'un chirurgien a, sans doute, pratiqué involontairement le procédé semi-elliptique, et pour ce motif dans des conditions très-défavorables. Et cependant, même dans de telles circonstances, la réussite a encore souvent été le résultat de l'opération ; les journaux en citent plus d'un exemple.

Voici notre procédé :

L'unique instrument nouveau qu'exige ce mode opératoire, c'est un couteau triangulaire, analogue au couteau de Beer, mais beaucoup plus étroit, et dont l'angle d'ouverture est d'environ 15°. La *figure* 2 le représente, ici, exacte-

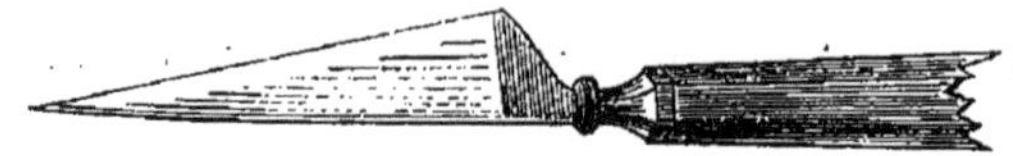

Figure 2.

ment dans sa grandeur, dans sa forme, et tel
que, sur mes indications, l'a fabriqué M. Mathieu, dont, sur la foi des promesses de M. Tavignot, j'ai mis l'habileté à contribution.

Je me sers aussi d'une fourche dont j'ai confié
a fabrication à MM. Robert et Colin (*fig*. 3).

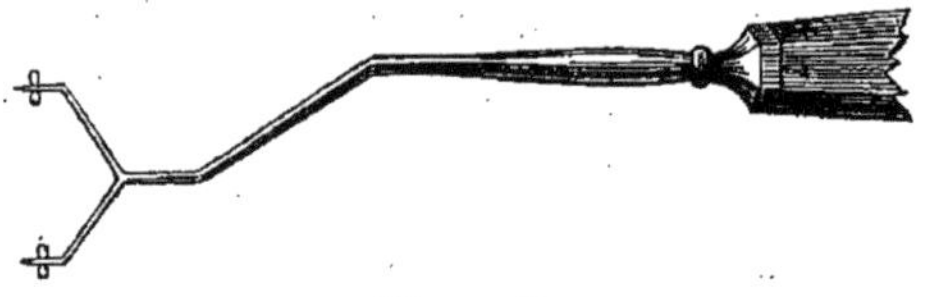

Figure 3.

La pique Pamard suffit, et avec un kystotome
muni d'une curette de Critchett, on a tout l'ins-
trumental nécessaire à l'opération.

Le malade est placé comme pour la kératotomie
ordinaire; un aide écarte les paupières et empêche le recul de la tête. L'œil est fixé avec la pique, et à l'instant où, d'abord agité de spasmes
violents, sous l'étreinte de la pique fixatrice,
l'œil a repris un peu de calme, l'opérateur pousse

la pointe de kératotome dans l'épaisseur de la cornée, à un demi-millimètre de la sclérotique, et juste au niveau du diamètre transversal de la cornée.

L'œil ainsi maintenu reste immobile. L'opérateur vise alors, avec soin, et le point de contre-ponction et celui où il doit terminer la section; puis, il incline le tranchant du couteau de telle sorte que le plan de sa lame, prolongé par la pensée, passe par les deux point visés. Cette disposition du tranchant du kératotome est très-mportante, et si, pour la donner, on attendait que la contre-ponction fût assurée, le lambeau, qui dans ses trois quarts internes pourrait être régulier, serait certainement anguleux vers le point de ponction.

L'opérateur, une fois l'inclinaison convenable donnée, traverse lentement la chambre antérieure, sans rompre le parallélisme du dos du couteau avec le plan de l'iris; et, parvenu au point diamétralement opposé à celui de la ponction, il traverse de nouveau la cornée.

Dès que la contre-ponction est exécutée, l'opérateur doit faire progresser le couteau avec une extrême lenteur; vérifier la direction et la régularité de son incision, et la terminer, sans secousse, à deux millimètres au moins, ou à deux millimètres et demi au plus de l'extrémité supérieure du diamètre vertical de la cornée, par une courbe parfaite (*fig*. 4).

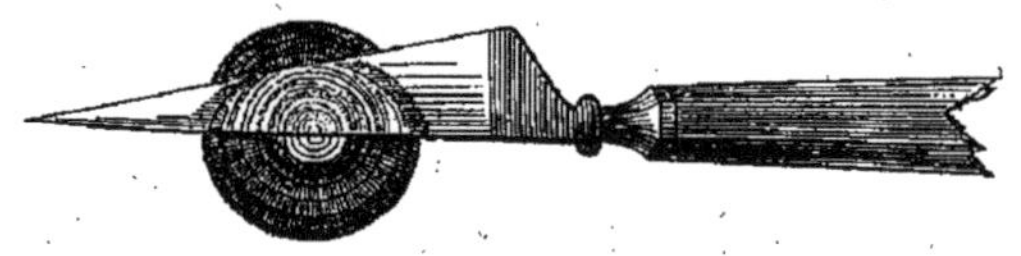

Figure 4.

Cette dernière partie du premier temps de l'extraction semi-elliptique est assez délicate, et du plus ou moins d'obliquité donnée au tranchant du kératotome dépend, tout entière, son heureuse exécution. Toutefois, comme l'opérateur n'a rien à redouter de l'écoulement de l'humeur aqueuse, ici tout à fait indifférent, il agit en pleine sécurité et sans autre préoccupation. Il est donc facile de s'y appliquer et de la bien faire.

Si le tranchant du kératotome était trop incliné vers la cornée, la section serait trop basse et exposerait aux graves inconvénients d'une ouverture trop étroite et, surtout, d'une opacité dans le champ pupillaire. Dans le cas contraire, l'incision serait trop haute, éventualité beaucoup moins défavorable, mais susceptible, toutefois, de conséquences également fâcheuses et identiques, d'ailleurs, à celles qu'entraîne une mauvaise exécution du procédé ordinaire : lambeau carré, section en biseau, excision partielle de l'iris, etc. Ces accidents sont faciles à éviter avec un peu d'attention, et l'opérateur, en faisant progresser avec une extrême lenteur le couteau, en pourra toujours diriger sûrement la marche.

Dans l'extraction semi-elliptique, la contreponction est aussi facile qu'elle est incertaine dans le procédé semi-lunaire. L'ouverture de ponction est trop étroite pour que les lèvres s'en écartent aisément, et, à moins d'hésitation trop prolongée ou de mouvements considérables, on n'a pas à redouter la disparition de la chambre antérieure ; l'opérateur a donc tout le temps nécessaire pour bien choisir le point de sortie du kératotome.

Cet accident arrivât-il, que l'opération serait facilement reprise après la reproduction de l'humeur aqueuse, et l'abandonnât-on, qu'on ne laisserait à la cornée qu'un traumatisme trèsinsignifiant, suffisant néanmoins pour transformer l'extraction projetée en une discision de la capsule, ou pour pratiquer l'abaissement, selon l'espèce de cataracte.

Le premier temps de l'extraction semi-elliptique convenablement exécuté, le reste de l'opération se fait d'après les règles ordinaires : la pointe du kératotome pourra, descendue dans la pupille, servir à diviser la capsule; ou, si le couteau a été retiré aussitôt l'incision terminée, cette déchirure sera faite, comme à l'ordinaire, avec une aiguille ou le kystotome.

Après quelque répit laissé à l'opéré, une large curette appliquée doucement par sa convexité sur le segment supérieur de la cornée, suffira pour diriger, au gré du chirurgien, l'issue de la lentille (*fig.* 5).

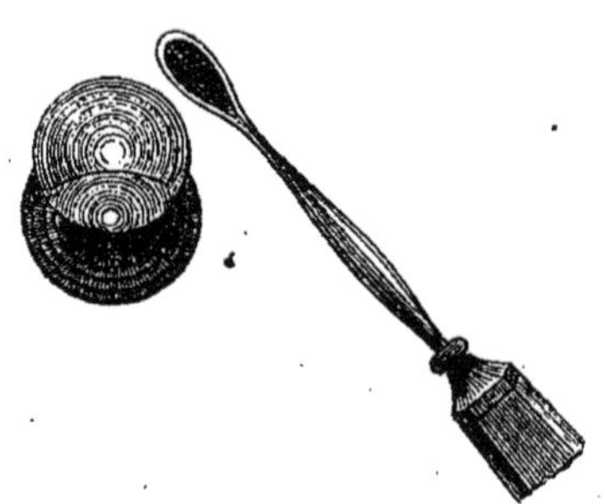

Figure 5.

Comme l'extraction semi-lunaire, l'extraction

semi-elliptique peut se pratiquer soit sur la moitié inférieure de la cornée, soit sur sa moitié oblique externe.

§ VIII

Parallèle entre l'extraction semi-lunaire et l'extraction semi-elliptique.

Malgré l'opinion inverse de M. Tavignot, nous persistons à croire que, si presque tous les ophtamologistes ont redouté d'attaquer la cornée ailleurs qu'à sa circonférence, c'est qu'ils craignaient, avec raison, d'annuler par l'opacité d'une cicatrice le résultat définitif de l'extraction, bien plutôt qu'un défaut de vitalité de cette membrane vers ses parties centrales.

Si ce ne fut pas là le seul, il est au moins probable que ce fut un des motifs qui firent rejeter les essais de Siegwart, Palucci et Wardrop; et tous ceux qui, à leur exemple, tenteront d'ouvrir au cristallin un passage que l'iris ne puisse entraver, auront à éviter ce dangereux écueil. Toute méthode entachée d'une telle défectuosité ne mérite que l'abandon; aussi, croyons-nous l'avoir évitée.

Dans le procédé de Travers, le traumatisme, peu étendu, guérissait facilement et, par sa situation périphérique, rendait indifférente l'opacité qui en pouvait résulter; mais l'extraction de la lentille, encapuchonnée par l'iris, nécessitait l'excision de ce diaphragme et, malgré cette précaution, était souvent fort laborieuse; on dut l'abandonner.

Dans l'extraction semi-elliptique, l'ouverture est bien plus large, sans lésion beaucoup plus considérable de la cornée; mieux située, elle annihile toute résistance de l'iris à l'issue de la cataracte, et une dilatation pupillaire de plus de six millimètres serait indispensable pour que l'opacité cicatricielle fût capable de troubler la vision. Quant aux vastes leucomes qui suivent les inflammations violentes de la cornée après l'opération, toutes les méthodes d'extraction, qui ont pour base la section de cette membrane, y exposent proportionnellement à l'étendue du traumatisme produit; et si, dans le procédé semi-elliptique, de tels accidents étaient, un peu plus vite, funestes à la vision, il est juste de dire que cet inconvénient se trouve largement compensé par sa plus grande rareté, qu'assure une réunion plus facile et partant plus prompte.

L'extraction linéaire modifiée et l'extraction scléroticale de M. de Graeffe, l'extraction directe de M. Tavignot, surtout, sont trop défectueuses dans leur exécution et trop incertaines dans leurs résultats immédiats et définitifs, pour en tenir compte ici. Je crois hors de doute qu'il suffira d'établir la supériorité, ou du moins les avantages de l'extraction semi-elliptique sur l'extraction semi-lunaire, pour justifier la préférence que nous lui accordons sur la plupart des tentatives faites, jusqu'ici, pour remplacer la méthode de Daviel.

Afin de faciliter et, en même temps, de rendre plus saisissante la comparaison de ces deux méthodes, je les examinerai successivement sous trois points de vue dignes, au plus haut titre, de fixer l'attention des praticiens : exécution, résultat immédiat, résultat définitif.

L'extraction semi-lunaire (plus haut déjà nous avons insisté sur cette sérieuse imperfection) est certes bien loin de présenter toute la facilité désirable pour une opération dont le succès et la vulgarisation sont si importants et elle expose les jeunes praticiens, assez hardis pour l'entreprendre, à de cruels mécomptes.

L'écoulement prématuré de l'humeur aqueuse, que le plus léger écart du couteau produit, devient trop souvent une barrière infranchissable à la poursuite de l'opération. A lui seul, il met en péril, par l'engagement immédiat de l'iris sous le tranchant du kératotome, l'intégrité de cette frêle membrane, et rend impossible la contre-ponction.

S'il arrive après la contre-ponction, et là cet accident est presque infaillible, l'excision partielle de l'iris est encore parfois inévitable, et le sang qui remplit alors la chambre antérieure, en masquant les manœuvres opératoires, compromet et la régularité du lambeau et l'achèvement de l'opération ; chacun sait quelles peuvent être les conséquences de ces irrégularités !

Ces difficultés vaincues, au moins vous êtes rassuré? Du tout; la projection rapide du cristallin, par l'énorme ouverture que vous venez d'ouvrir, peut entraîner sinon la perte totale du corps vitré, complication terrible, heureusemeut assez rare, du moins sa perte partielle, accident trop fréquent, d'où résulte assez souvent l'atrophie de l'œil !

Dans l'extraction semi-elliptique, rien de tout

cela : l'écoulement prématuré de l'humeur aqueuse est rare, difficile; j'en ai dit plus haut la raison. La contre-ponction est assurée, et l'étroitesse de l'ouverture de ponction permet à l'opérateur de s'en occuper presque exclusivement, pourvu que, sitôt qu'elle est exécutée, il reporte toute son attention sur la marche du couteau. En effet, quand notre kératotome arrive au point de contre-ponction, le traumatisme produit est d'environ deux millimètres, moins du sixième de l'incision totale; et s'aperçût-on, cas le plus fréquent, de son parrallélisme avec la circonférence de la cornée, qu'il suffirait, pour éviter toute irrégularité du lambeau, de le terminer un peu plus haut.

Le couteau de Beer, lui, lorsqu'il arrive à l'extrémité opposée du diamètre horizontal de la cornée, a déjà parcouru le tiers de sa course, près de six millimètres. Aussi, malgré la légitime angoisse que vous ressentez, tant que vous n'êtes pas certain de pratiquer heureusement la contre-ponction, vous faut-il suivre attentivement la direction de cette incision; c'est-à-dire regarder à droite quand, à gauche, le péril est menaçant!

Dans l'extraction semi-elliptique, à moins

d'une insigne maladresse, la blessure de l'iris est à peine possible ; et un vice d'exécution vînt-il à rendre pénible l'issue de la lentille, que toujours, comme dans le procédé semi-lunaire, on jouirait de la faculté d'agrandir l'ouverture, avantage que n'ont pas les méthodes linéaires, à qui poutant il serait si nécessaire.

Enfin, l'opération commencée est-elle abandonnée ? Quelle distance sépare les deux méthodes : nous pourrions laisser l'œil sans pansement ; avec un traumatisme de près de six millimètres, l'oseriez-vous ?

Mais, dites-vous, l'extraction semi-lunaire rachète, au moins par son résultat immédiat, les aspérités de son manuel opératoire ! Oui, la sortie du cristallin est facile, trop, nous le savons : perte totale ou partielle du corps vitré, coaptation difficile ou défectueuse, affaissement, soulèvement, renversement du lambeau, procidence de l'iris, telles sont ses conséquences possibles, fréquentes ; vous le voyez, cette facilité coûte parfois assez cher !

Jamais, dans l'extraction semi-elliptique, la sortie du cristallin n'est trop rapide, et tout à l'heure nous allons démontrer sa possibilité : pas de risques de vider l'œil !

4

L'affaissement, le soulèvement, le renversement du lambeau? Un lambeau de 3^{mm} 5 de hauteur sur 11^{mm} de base, presque une incision linéaire; la coaptation est immédiate !

Ce procédé n'expose-t-il pas davantage à une hernie consécutive de l'iris ? Non; l'instillation immédiate et répétée de quelques gouttes d'un collyre à l'atropine, en dilatant la pupille, empêchera tout rapport, par suite toute action de l'iris sur le lambeau; une hernie sera donc peu facile. Dans l'extraction semi-lunaire, cette précaution est peu efficace, à cause de la situation périphérique de l'incision. En outre, une coaptation plus facile et une réunion plus prompte des lèvres de l'incision semi-elliptique s'opposeront bientôt à semblable accident qui, d'ailleurs arrivât-il, ne produirait jamais le tiraillement de la pupille, inévitable dans le procédé semi-lunaire.

L'extraction sera-t-elle possible, facile? La pression de la curette sur le segment supérieur ou inférieur, selon le cas, de la cornée fera gagner, et c'est peu exiger, un demi-millimètre; où donc est le cristallin qui ne pourra franchir une ouverture de 11 millimètres sur 4?

Comment expliquez-vous alors, que dans le

procédé semi-lunaire lui-même, l'extraction soit parfois difficile ; et pourquoi est-il nécessaire de tailler un lambeau aussi considérable? La raison en est facile à donner : dans le procédé semi-lunaire, on divise la cornée près de sa circonférence, et l'incision se trouve contiguë à la grande circonférence de l'iris. Encapuchonné par l'iris, le cristallin opaque lutte en vain pour se mettre en rapport avec l'ouverture de sortie qu'on lui a ménagée, et il ne peut traverser la pupille que par le soulèvement étendu du lambeau ; de là vient la nécessité de commencer l'incision semi-lunaire au-dessous même du diamètre transversal de la cornée.

Dans l'extraction, une guérison rapide c'est un résultat sûr ; une guérison rapide c'est une réunion par première intention.

Dans l'extraction semi-luminaire, on n'est pas toujours assuré d'une si prompte réunion, et c'est là un des vices principaux de ce procédé.

L'application de la méthode de Daviel repose tout entière sur la formation d'un lambeau qui comprend plus de la moitié de la superficie de la cornée, particularité, on le conçoit, très-défavorable à sa vitalité et d'où peut résulter une certaine tendance à la mortification, surtout si l'on considère l'éloignement où se trouve, de sa base d'alimentation, la partie libre de ce lambeau.

Chez les vieillards particulièrement, même dans d'excellentes conditions de santé, assez souvent la plaie de la cornée ne se réunit pas ou se réunit mal. M. Desmarres dit que cette éventualité, dont une longue expérience lui a permis de reconnaître la fréquence, lui a enseigné à refuser l'opération aux vieillards.

Les causeries émouvantes, les rêves, la toux, l'éternument, les vomissements, tous les efforts musculaires peuvent, malgré la dextérité du chirurgien, amener la production d'accidents graves, parfois irrémédiables, qui se produisent aussi spontanément : écoulement de l'humeur aqueuse, procidence de l'iris, rétablissement difficile de la chambre antérieure, iritis, irido-choroïdite, réunion tardive, suppuration partielle ou totale du lambeau, phegmon de l'œil.

L'extraction semi-elliptique, sans être tout à fait à l'abri de si funestes complications, y expose infiniment moins ; quelques chiffres le feront aisément ressortir.

Sur une cornée d'un diamètre de douze millimètres (*fig.* 6), la longueur de l'incision semi-lunaire, telle qu'elle se pratique généralement, est de 18 à 19 millimètres (*chd*); la longueur de l'incision du lambeau semi-elliptique, de 13 à 14 (*anb*). Le traumatisme que

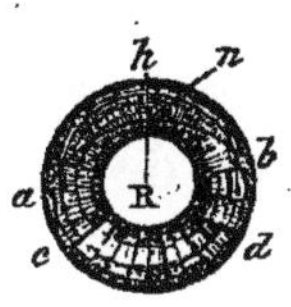

Figure 6.

nécessite ce dernier procédé est donc de près d'un tiers moins considérable ; avantage digne de considération, surtout si l'on considère que le lambeau semi-lunaire, pour une base de 10 millim. au maximum, a une hauteur de 6 millim. (*Rh*), tandis que le lambeau semi-elliptique, pour une hauteur de près de moitié inférieure (*Rn*), présente une base plus étendue. Comparez, en passant, cette longueur de l'incision semi-elliptique 13 à 14^{mm} avec celle de la base du lambeau circonscrit, 11^{mm}: deux ou trois millimètres de moins, ce serait l'extraction linéaire !

La superficie du lambeau semi-lunaire équivaut à environ 50 millim. carrés, celle du lambeau semi-elliptique en compte à peine 25 : moitié moins !

Des chiffres aussi significatifs se passent de commentaires ; les conséquences en sont faciles à déduire.

Enfin, si l'on examine que si l'extraction semi-lunaire expose peu aux inconvénients d'une opacité pupillaire, l'extraction semi-elliptique n'y expose que dans une dilatation excessive de la pupille, on nous permettra de conclure ainsi :

Facilité du manuel opératoire, innocuité du traumatisme, certitude du résultat, faculté d'être applicable à tous les cas, telles sont les garanties qui font de l'extraction semi-elliptique une méthode moins défectueuse que l'extraction linéaire, moins périlleuse que l'extraction semi-lunaire, et réunissant les avantages de ces deux procédés.

FIN.

·TABLE